David Lerenard

Catalyseurs et cataclysmes

« Livre outil »

Edilivre

David Lerenard

David-lerenard.webnode.fr

Aux éditions Edilivre

« Les gens d'âmes, gardiens de la paix intérieure »
Nouvelles et pièces de théâtre

« Nouvelles et seules »
Recueil de nouvelles

« # La vie bonus »
Roman philosophique

« L'acide, pièces corrosives »
Pièces de théâtre

« Un parent par an ; roman cruel »
Roman

« Confusions ou les aventures de Colin maquisard »
Roman

« Neuf millimètres par un bel homme »
Roman policier

« Jeu de forêt »
Roman policier

« Je ne te veux aucun mâle »
Suspense

« Comprendre Aimer Tuer » avec la collaboration de Nathalie l'Ange Rebel
Suspense

« On ne touche pas à la reine mère » Traité de sciences inhumaines
Suspense

Textes à lire ou à jouer pour susciter des débats

Ce livre est un outil de co-construction des idées. Les textes sont volontairement courts, souvent en interaction avec le public.

Ils peuvent être joués ou lus. Ils peuvent être ou pas suivis d'un débat.
S'il y a débat, je souhaite que personne ne s'autorise « la bonne parole », « la morale de l'histoire ». Je suis intimement convaincu du pouvoir du doute, du questionnement qui nous travaille.
Le débat est alors le croisement de ressentis, l'expression de personnes. Étant un enfant de l'éducation populaire, j'émets le vœu que chacun soit son propre maître d'apprentissage.

D'un point de vue théâtral, j'ai écrit dans le souci d'animer des personnages crédibles, « jouables », agréables à incarner. C'est un doux rêve de les imaginer mis en scène avec beaucoup d'art, mais le but ultime demeure de nourrir des idées.

Féminicide N° XXX.

Pour Katy

Sujet abordé :le féminicide

Acte 1

Scène vide. Une femme grimée en homme

« Je la tuerai. Je serai le salaud du féminicide N° XXX. Je me moque du numéro, je ne fais pas la course. C'est désormais inéluctable. Je la tuerai. La machine infernale est lancée.

Dès le début, la fin tragique était programmée. Je le savais un peu, sans certitude. Mais je connaissais l'éventualité.
Imaginez un funambule, il sait même avant le premier pas, que la fin sera en bas, dix mètres plus bas, sauf s'il ne perd jamais l'équilibre.
Oui, c'est ça, ne jamais perdre l'équilibre.
Mais il suffit d'un rien, un doute, une fatigue, une maladresse, un esprit vagabond… et paf ! C'est la chute

En fait, c'est une aventure de funambule qui ose pour la première fois, sans sécurité, sans entraînement. Dans la vraie vie, on ose ou on crève.

La chute arrive, c'est normal, c'est le destin.

Ah, je vous entends, mais non ! Je ne l'ai pas encore tuée, donc le funambule peut encore se rattraper. Mais c'est que vous n'avez pas compris, je suis le câble, elle est la funambule, elle a fait le faux pas, et moi, je me dérobe. C'est tout. Je n'y suis pour rien !

Ok, ok, je reprends depuis le début.

Au début, elle était bien contente de me trouver. Moi, j'avais une situation, un logement, une voiture. Elle, elle n'avait que son cul.

D'accord, j'étais bien content de le trouver son petit cul, oui, j'étais bien content de me la promener et de faire jalouser les mecs du quartier.

Je suis bien conscient que je ne suis pas Brad Pitt, ou n'importe lequel de ces tops modèles. Je suis un mec quelconque, un peu poivrot, un peu con, un peu moche, un peu vieux.

Alors de me balader avec ma gonzesse, genre nana des catalogues, ou presque, putain que c'était le pied.
Et… je n'étais pas méchant avec elle, j'en ai claqué du pognon pour qu'elle se sente libre, belle, heureuse ; des fringues, des sorties, et des weekends.

Au début, elle ne se plaignait jamais.

Avec ses vieux, elle n'avait jamais eu autant. Faut dire que dans une famille de sept gosses, le fric est rare. Elle regrettait souvent de ne pas avoir pu faire des études. Elle aurait voulu faire du commerce, de haut niveau, pas caissière au supermarché ; mais même un place comme ça, elle n'en décrochait pas. Tout au plus quelques remplacements.

A chaque fois, elle avait des conflits avec ses collègues ; elle racontait que les autres étaient mauvaises, mais en fait, le problème moi, je le connais, c'est sa mentalité de petite princesse.

Elle est belle, elle le sait, alors tout lui est dû ; elle n'a pas le sens de l'effort.

Au début, moi, je l'ai crue ; je me suis dit, elle est trop gentille, elle est trop jeune, les autres sont jalouses.

Avec le temps, j'ai eu des doutes, surtout quand elle a commencé à jouer la princesse à la maison.
Pour le ménage, elle a le temps. Pour les vêtements, elle n'en pas assez, pour les sorties, on n'en fait pas assez, on s'ennuie, pour les vacances, on ne gagne pas assez d'argent… au bout d'un an, en fait, elle n'était jamais satisfaite.

Même au lit, vous pensez bien, au bout d'un an, j'avais fait le tour de son cul, alors j'y allais de moins en moins, et plus vite fait. Là aussi elle, râlait.

Et puis elle cherchait tout le temps son plaisir, putain, c'est compliqué les gonzesses !

De plus en plus souvent, elle s'est mise à rester dans son coin, à lire, à être sur son téléphone.

Un soir, j'ai gueulé, « c'est qui ton amant ! ». Elle a nié, mais je suis sûr qu'il avait un mec là-dessous. Après elle a arrêté avec son portable. Mais moi, je savais que la glissade n'était pas loin. La salope, elle avait verrouillé son portable.

Elle m'a dit qu'elle s'ennuyait, alors je lui ai dit d'accord pour un gosse. Finalement, ce n'était pas une mauvaise idée, ça l'a occupée pendant deux ans. La grossesse, l'accouchement, la période pour jouer à la poupée. Elle m'a foutu la paix, je me suis bien occupé d'elle, plus de dérapages.

Pour être honnête avec vous, j'en ai profité. J'ai été voir un peu ailleurs, mais ça, ça ne compte pas, c'est de l'hygiène. Et puis elle ne s'intéressait qu'à son môme.

Justement le môme avait un peu plus d'un an, quand ça s'est gâté de nouveau, Madame râlait contre son corps, elle avait conservé des kilos. C'est vrai qu'elle était un peu ronde, mais ça lui allait bien. J'aurais peut-être pas dû me moquer d'elle : « T'es plus facile à rouler qu'à tirer, alors c'est quand l'accouchement ? ». Mais c'était pour rire, elle ne comprend rien à la plaisanterie.

Bref, elle a voulu faire du sport, elle s'est mise à courir, deux ou trois fois par semaine. Elle revenait bien en sueur, mais j'avais des doutes. Quand je lui demandais s'il elle voyait du monde, elle me disait toujours non. Je ne pouvais pas vérifier, je gardais le gosse… et je ne cours pas moi.

Et elle a continué avec la salle de gym. Putain que ça coûte cher ! Elle ne me parlait que de ses nouvelles copines, des pimbêches, des nanas en mal de mecs ! Je suis certain que c'était aussi bourré de mecs, j'imagine ces salauds en train de mater le cul de ma gonzesse.

Au bout de trois mois d'abonnement, je l'ai fait arrêtée ; je lui ai dit, il faut choisir, ou la salle de gym, ou la télé grand écran !

Le choix a été vite fait. C'est tout de même moi qui décide. Elle a compris. Elle a revu quelques unes de ses copines en ville. Je n'aimais pas ça.

Un jour ça n'a pas loupé, elle m'a dit qu'elle allait sortir en boîte avec ses copines.

D'abord, je ne me suis pas laissé faire. Je l'ai mise en garde, sur l'alcool, les autres filles, le fric, les mecs. Je l'ai autorisée jusqu'à une heure du matin, et je lui ai dit que si elle faisait le moindre pas de côté, je la massacrais.

Elle est rentrée à l'heure, elle a juste dit qu'il n'y avait pas d'ambiance. Le soir là, moi, j'ai mis de l'ambiance au lit, elle m'avait excité avec sa robe moulante.

Tout compte fait, ce n'était pas trop mal cette période, elle se tenait encore. Un peu gamine, mais gentille et obéissante. Elle tenait la maison, et s'occupait du môme. Moi, j'étais fier de l'avoir. Pour un homme, c'est important d'avoir quelqu'un sur qui compter. Elle faisait partie de mon équilibre. Avant elle, je me suis souvent emmerdé. Au moins avec elle, il y avait un peu de vie à la maison, parfois, on sortait, on allait voir des potes, on buvait de bons coups, enfin moi, pas elle, elle ne boit pas. Parfois, on voyait ses parents, ou mes parents. La vie tranquille.
Le gosse, ça l'occupait, et moi j'aimais bien m'en occuper un peu.

Au fond, je ne suis vraiment pas un mauvais mec ; je sui plutôt généreux. Marrant, parfois, je sors des grosses blagues ; je gueule rarement. Avec moi, tout va bien tant qu'on me respecte, qu'on ne me fait pas de petits dans le dos. Normal, quoi !
Je ne suis pas le mec chiant.

Avant elle, j'ai vécu deux ans avec une nana. Mais elle m'a pris la tête. Jamais assez de fric. Elle voulait des fringues, une maison, une super bagnole. Elle gueulait pour que je range mes affaires, alors que je fais le ménage et la cuisine. Et, quand je la regardais, je ne la trouvais pas très belle. Je ne sais pas si elle avait enlaidie, ou si entre temps, j'avais ouvert les yeux ; mais j'avais honte d'être avec elle. Pas assez bien.

Tu t'imagines, le gars qui roule avec une vieille voiture pourrie, on se dit que le mec… non, la comparaison n'est pas bonne.

Bon, j'ai largué la fille.
Avec elle c'est trop tard. On a un gosse. Elle est à moi. Je la tuerai. »

Noir

Acte 2

La scène vide. La même actrice, grimée en « autre femme »

« Je lui ai dit mille fois « Casse toi, des mecs comme lui, on en trouve à la pelle. Regarde, il n'est ni beau, ni riche, ni intelligent. Elle me répondait : « Il y a l'enfant, mais il est gentil, et puis on est marié. ». Bref des conneries. Moi, je le sais, elle s'ennuyait, elle se sentait prisonnière. Mais l'idée de prendre sa liberté lui faisait peur. Elle n'avait jamais vécu seule. Elle est passée de la famille, au mari, à la nouvelle famille. Je lui disais : « On peut être célibataire et heureuse ! ». D'accord, je ne suis pas un exemple, moi, je n'ai jamais su garder un mec plus de quinze jours, et encore, on était en vacances. Et, il y a mes deux dépressions. N'empêche, il y a des femmes seules et heureuses. Oui, le gosse, je ne sais pas, je n'en ai pas. Mais il me semble qu'un gosse est plus heureux avec des parents séparés et heureux que des parents unis, et malheureux. Non ?

Il y avait aussi le fric. Mais quelle merde ! Même quand il l'a tapée, et n'a pas voulu se casser ; à croire qu'elle ne comprenait rien, ou… non, elle a vraiment dérouillé.

Elle avait peur de lui, de la liberté, de la vie, des ragots.
Elle s'est foutue dans une merde… je ne vous dis pas.

Non, je ne sais pas comment elle pouvait s'en sortir… peut-être un autre mec, un bon boulot, mais avec juste le Bac, faut pas rêver.
Moi, je lui disais, barre toi. Elle aurait dû m'écouter.

Je comprends qu'elle se soit fait un autre mec ; le sien, il paraît qu'il ne valait pas grand-chose au lit. Et il est dégoûtant, plusieurs fois, il m'a fait du rentre-dedans. Le salaud, le mari de ma copine, père de famille en plus. Sinon, pour un soir, je ne dis pas. Il faut bien casser la croûte.

Elle aurait dû m'écouter. J'étais prête à l'héberger pour un temps, parce qu'à deux dans le studio, ce n'est pas génial. Et si en plus il y a le môme, c'est l'enfer.
Et les gosses, ça braille, ça râle, ça pue… merci bien. Je veux bien être une bonne copine, mais il y a des limites.

Et elle est conne, de s'être fait prendre. Un copain à lui qui l'a vue, elle aurait dû être discrète. Et les mecs, ils n'aiment pas quand ils sont cocus. Je comprends sa colère. Ça c'est sûr quand il va la chopper, il va la massacrer. Déjà, qu'il l'avait bien abîmée quand elle a bu un verre avec un « vieux pote ».
Non, il ne faut pas déconner avec ça. Les mecs, ça n'aime pas être cocus.

C'est mon amie, mais je pense qu'elle a déconné sur toute la ligne. Elle aurait dû se barrer bien plus tôt. Ou même jamais se mettre avec lui, c'est un ringard.

Il y avait plein de mecs qui la regardaient. Elle était jolie.

C'est dommage, elle aurait vraiment dû m'écouter.

Noir

Acte 3

En avant scène l'actrice en policier :

« Oui, je me souviens bien de l'affaire. Je l'ai auditionnée deux fois. Si je me rappelle bien, la première fois, elle voulait déposer une main courante, car son mari l'avait menacée. Je crois qu'en fait, c'était une dispute d'amoureux. Le gars a sans doute été un peu fort dans ses propos. Ça peut arriver. J'ai rassuré la dame, j'ai pris note, et rien de neuf pendant au moins trois mois. J'avais raison, une simple querelle.

Elle est revenue, cette fois-là, avec des lunettes de soleil. J'ai compris, elle avait un coquard. Elle m'a raconté qu'elle avait été vue avec un homme, un copain d'enfance dans un bistrot. Son mari s'est fâché, et l'a dérouillée.

Il faut dire que la dame est mignonne, et elle s'affiche en mini-jupe en plein centre ville. On peut comprendre la colère, non ?

Je ne dis pas, le mari n'a pas bien fait, on ne doit pas dérouiller sa femme.
Elle je l'ai mise en garde, elle doit garder une attitude moins provocatrice, sinon c'est un abonnement qu'elle devra prendre au commissariat. Elle a juste fait une main

courante.

Lui, avec ma collègue, on l'a convoqué, et on lui a fait la morale. Ma collègue lui a passé un bon savon. Il a promis de ne pas recommencer.

J'ai fait mon boulot. Maintenant si elle a trompé son mari, ça n'arrange pas les choses. Je ne dis pas que le gars a raison, mais il faut comprendre. Il est blessé, humilié. Elle aurait mieux fait de demander le divorce, de faire les choses proprement. »

Noir

Acte 4

L'actrice est en homme, allure négligée.

« C'est vraiment un bon gars, le cœur sous la main. Toujours prêt à payer son pot. Il est sympa, on rigole bien. Je vous le dis, il est fier de sa femme. Il faut dire que c'est un canon. Je lui dis tout le temps : « Surveille-la, je ne dis pas qu'elle est chaude ta femme, mais elle attire l'œil » ;
En fait, je pense qu'elle est chaude, elle sourit pour un rien. Ses minis jupes sont vraiment courtes. J'ai essayé, comme ça pour voir, évidemment jamais je n'aurais fait un pote cocu ; Elle n'a pas voulu, mais je suis certain que c'était car je connaissais son mari. Non, c'est une chaudasse, moi, je sais les repérer ces gonzesses.

Il devenait fou avec cette nana, je voyais bien qu'il devenait de plus en plus jaloux. Le pauvre. Elle se foutait de sa gueule. Il aurait dû en prendre une plus moche pour être tranquille.
Des filles comme ça, ça veut du fric et du cul.

Le pauvre gars, et s'il réagit, tous les ennuis sont pour lui.

La fois, où il te l'a recadrée, les flics l'ont convoqué.

Y a une abrutie de fliquette qui lui a fait la morale, il avait bien envie de lui en retourner deux. Mais il n'est pas con, il a encaissé sans rien dire, puis il a promis de ne plus recommencer.

A moi, il l'a dit, la prochaine fois, je la zigouille. Pas question qu'une pétasse de flic vienne me faire la morale. Le flic au moins lui, il était plus calme, il comprenait.

Je lui ai dit de se barrer, mais il ne pouvait pas, il y a le gosse et l'appartement. Et je crois bien qu'il y tient à sa meuf. Il est fier de se pavaner avec elle.

A sa place, je l'aurais enfermée dans l'appartement, et si elle râlait elle en aurait pris une. Les mecs aujourd'hui, ils ne savent plus être des hommes »

Noir

Acte 5

Milieu de scène, une porte, côté jardin, dans son encadrement, bloquée par un lit. Le mari vient devant la porte :

« Chérie, ouvre, je sais que tu es là.
Il faut que l'on parle.

Je te promets, je ne te ferai rien.

Je voudrais que tu reviennes à la maison. C'est ta place. Notre enfant t'attend.

Moi aussi, je t'attends.
Je te pardonne. Je t'aime.

Tu l'oublies ce mec, et on en parle plus.
Rentre à la maison.

On ira en weekend, où tu veux.
Aller, chérie, on passe l'éponge…

Ce n'est pas bien ce que tu as fait. Tu m'as trahi.
Ça m'a fait terriblement mal. C'est dur.

Mais on va dépasser tout ça. Tu feras des efforts, et tout se remettra en place. Je ferai, des efforts, moi aussi ?

Il le faut pour le gosse.

Ouvre la porte. Arrête tes conneries !

Tout le monde m'entend, j'ai l'air ridicule.

Aller, ouvre.
T'es jeune, t'avais envie de voir si tu plaisais encore. Ça arrive. Et de mon côté, j'ai peut-être pas été assez gentil. Je ferai des efforts, je te le jure.

Aller, merde, ouvre. Je ne te taperai pas si tu ouvres maintenant.
Je te jure, je te pardonne. »

Temps de silence, l'homme piétine.

« Ne laisse pas passer ta chance. Rends-toi compte, tu fais des conneries, je te pardonne, et ça ne te suffit pas, tu continues à me prendre pour un con.

Je te dis d'ouvrir. »
L'homme tambourine à la porte.

Noir

Acte 6

L'actrice est sur le lit, elle parle au public :

« Bonjour,

C'est moi, celle qui a trompé son mari, c'est moi la coupable, la victime envisagée pour le féminicide N° XXX. Qu'est ce que fais, j'ouvre ? »

Un intervenant reprend la question et demande de lever la main d'abord pour ouvrir
Puis ensuite pour ne pas ouvrir.
Suivant la majorité qui se dégage, deux fins possibles :

Majorité « j'ouvre » :

La scène est sombre, le lit est déplacé. On entend une détonation d'arme à feu.

Majorité « je n'ouvre pas »
La femme est sur le lit, on entend le mari :
« Finalement t'es vraiment une salope, mais je t'aurai.
Et ton gosse plus jamais tu le verras. N'essaie même pas. Je peux faire un massacre. Et s'il devient orphelin ce sera de ta faute.

Si je te bute, c'est un crime passionnel, en moins de cinq ans, je suis dehors.
Tant pis pour toi. Salope. »

Noir

Voix off

Dans le Code pénal de 1810 l'article 324 disait : « Le meurtre commis par l'époux sur l'épouse, ou par celle-ci sur son époux, n'est pas excusable (…) Néanmoins, dans le cas d'adultère, prévu par l'article 336, le meurtre commis par l'époux sur son épouse, ainsi que sur le complice, à l'instant où il les surprend en flagrant délit dans la maison conjugale, est excusable. »

Le crime passionnel ne fait pas partie du code pénal. De fait, si ce terme ne trouve pas de résonance juridique littérale, il est néanmoins balisé depuis le nouveau code pénal de 1994. Celui-ci intègre la qualité de conjoint comme circonstance aggravante pour le meurtrier. Il en va désormais de même pour les conjoints et ex-conjoints mariés, pacsés, concubins. Si bien que le crime passionnel qui renvoie généralement au crime commis sur son (ex-) partenaire de vie ne peut, devant un tribunal, constituer d'emblée un critère minimisant pour son auteur.

En moyenne, la peine de réclusion criminelle est de 17 ans pour les meurtres conjugaux et de 13 ans pour les violences ayant entraîné la mort sans intention de la donner. Des peines difficiles à comparer avec les autres meurtres, tant chaque affaire est unique

Sujet abordé : l'emprise

Texte édité dans « Les gens d'âmes, gardiens de la paix intérieure » Ed. Edilivre

Au premier jour

Au premier jour, c'était l'isolement
Nous avons été chez tes parents. J'ai été très poli. J'ai su converser. Et tu as entendu ton père s'enfoncer dans ses banalités. Ton père refaisant l'histoire. Ton père crétin. Ton père malsain, alcoolique, vulgaire. Je t'ai révélé ton père. Je t'ai montré ses bouteilles cachées dans l'atelier.
Tu as vu ta mère souillonne, incapable de tenir sa maison, ta mère muette, sans savoir, sans sujet de conversation. Tu as vu la saleté sur les bords de fenêtre, les toiles d'araignées… Tu as senti sa sueur, et vu sa vieillesse l'envelopper.
Ta sœur, ressemble à ta mère, aussi sotte, aussi souillonne, aussi fade… et bientôt aussi vieille.
Faut il que je parle de ton frère boutonneux, paresseux qui se pense être l'intellectuel de la famille… non, trop ridicule pour s'y arrêter

Au premier jour c'était l'amour
Nous avons été chez mes parents. J'étais fière, heureuse de te présenter. Toute ma famille s'était mise sur son 31. C'est vrai que ma mère ne sait plus se rendre belle, c'est vrai que Jacques mon frère a essayé de te faire bonne impression. Quand à mon père, il était tant impressionné par toi qu'il a inventé des histoires. Et ma sœur, elle te dévorait des yeux. Tu m'as fait mal quand au retour tu m'as parlé de leurs défauts. Tu as raison, mais je les aime.
Puis j'ai pensé que toi tu n'avais pas eu la chance d'avoir eu une famille unie, tu t'es fait tout seul. Tu ne comprends pas mais j'ai assez d'amour pour t'apprendre.

Le deuxième jour c'était l'humiliation

Nous avons reçu tes copains. Pour eux, tu es sans doute une jeune femme bien éduquée, cultivée, brillante. Eh, bien, ils ont été surpris quand j'ai parlé des plaisanteries que tu ne comprenais pas. Ces films qu'il faut te raconter dix fois pour que tu commences à comprendre. Et ces lasagnes pas cuites, fades…
Le clou du spectacle c'était ta tenue, ta robe sexy faisait apparaître tout ton gras. On a bien ri.
En fin de soirée tu as sombré toute seule. Tu n'as pas tenu la route. Tu as trop bu comme ton père, tu bafouillais, tu racontais des inepties… tu n'étais plus capable de continuer le service

Le deuxième jour je t'ai invité dans mon monde

Nous avons accueilli mes copains. J'étais anxieuse. Je voulais tant que tu leur plaises, et qu'ils te plaisent. Tu sais en particulier Jérôme et Fanny comptent terriblement pour moi.
Tu les as fait rire, en parlant de mes travers. Je suis sûre que ce n'était pas méchant, c'était sans doute pour rester en complicité. Et tu sa ri avec eux. J'étais contente.

Après, je n'ai plus supporté tous les verres que tu m'as

servis. J'étais un peu pompette, mais tu as assuré la fin de la soirée, tu es tellement gentil.

Au troisième jour, tu as découvert le doute.

Tu es rentrée de ta Fac, et tu m'as dit que c'était décidé : tu allais faire une formation d'infirmière. J'ai bien ri. Toi, infirmière, alors que tu es incapable de ranger les médicaments. Incapable de parler d'une maladie correctement. Incapable de t'intéresser aux autres.
Mêmes tes études de psycho, ne t'ont pas permis de comprendre l'humain… alors soigner.
Tu n'es pas sérieuse. La seule chose intéressante c'est de t'imaginer toute nue sous ta blouse.
Sois sérieuse, tu n'es pas prête pour un vrai métier, tu es encore une gamine. Tu papillonnes d'un sujet à un autre. Ce n'est pas grave, je t'aime comme ça.

Au troisième jour, j'ai rêvé l'avenir.

Tu sais, tu m'as un peu vexée, le soir où tu as ri de mon idée d'être infirmière. Tu as raison, c'est soudain, venu de nulle part. Mais sérieux quand même. Je rêve d'être adulte, d'être responsable.
Tu as dit ça pour mon bien, il faut que je réfléchisse, que je sois sûre de moi pour ce choix.
T'es mignon avec ton amour

Au quatrième jour tu t'es salie.

Ce soir, tu voulais sortir avec tes copines. C'est vrai, je n'ai pas aimé l'idée. Sortir sans moi, comme si tu n'étais pas bien avec moi. Et puis tes copines, je n'ai pas confiance en elles. Elles sont célibataires et ne parlent que de mecs. Je me demande des fois si ce ne sont pas des salopes.
Je t'ai quand même dit oui, mais jusqu'à une heure du matin, et je t'ai dit que je viendrai te chercher.
Mais quand j'ai vu ta tenue. D'ailleurs on ne peut pas appeler ça une tenue, ou une tenue de pute. Ta mini jupe ne cachait pas ton string, et ton corsage était une provocation.

Je sais que tu n'as pas aimé quand je t'ai interdit de sortir, mais comprends, c'est pour ton bien, tu n'es plus une gamine, tu dois grandir.

Au quatrième jour je t'ai choisi

Je me faisais une fête de sortir avec les copines, de s'amuser comme des gamines ; oui, de se faire un peu draguer… de dire de grosses bêtises.
Tu m'as rattrapée, et au début je n'ai pas compris, j'ai pleuré. Et finalement j'ai vu tout ton amour.
Tu as raison. Je t'aime.

Au cinquième jour, je suis devenu indispensable à ta vie

Ce soir-là, tu n'étais pas bien, tu t'interrogeais sur ton avenir. Tu te sentais nulle, incapable de tout. Tu avais échoué à tes partielles. Je crois que tu étais au fond du trou. Je t'ai rassurée, je t'ai dit que j'allais m'occuper de tout. Je gagne bien ma vie. Nous allons être heureux. Je t'ai dit que j'étais prêt à faire un enfant avec toi. Que tu seras sans doute une très bonne mère.
Ce soir là, nous avons fait l'amour, et tu es devenue ma petite femme.

Au cinquième jour, toutes mes inquiétudes se sont envolées.
J'étais mal. Je doutais. Je souffrais. Et eu as su trouver les mots. Tu m'as promis le bonheur… un enfant. J'étais heureuse… heureuse.
Que ton amour est beau.

Au sixième jour tu as appris le respect

Quand je suis rentré, tu n'avais pas fait la vaisselle, ni le ménage ; et je ne parle pas de ta cuisine, des croque-monsieur du supermarché. Non, je n'ai pas aimé. Tu ne peux pas passer ta journée à ne rien faire, pendant que moi, je travaille.
Tu n'as plus l'âge de jouer sur une console et de papoter avec tes copines. Tu dois respecter le ménage. Me respecter.
Tu t'es excusée. Je te pardonne

Le sixième jour, je t'ai déçu.

C'était un jour où je n'arrivais pas à réagir, je n'arrivais pas à trouver de l'énergie. Oui, je n'ai rien fait. J'ai honte. Vraiment honte.
Tu m'as expliqué calmement ma bêtise, tu m'as pardonné.
Que tu m'aimes bien.

Au septième jour, je t'ai punie

Tu n'avais pas compris la leçon. Le ménage était mal fait. La bouffe minable. Et surtout, tu ressemblais à une souillon comme ta mère.
Je t'ai punie. Je t'ai baisée comme on baise une pute, une esclave. Tu as été mon objet. Tu ne me respectes pas, je ne te respecte pas.

Au septième jour, j'ai eu mal

Malgré tout ton amour, je n'ai pas trouvé l'énergie. Je voulais être gentille avec toi. Mais de rester seule à la maison, c'est trop dur. J'ai envie de vie. C'est dur de t'attendre toute la journée.
Tu m'as punie sur tout mon corps. Tu m'as fait mal. Tu m'as fait peur.
Je ressens tout le mal que je t'ai fait. Pardonne-moi

Au huitième jour, je t'ai frappée

C'était un samedi, nous avons fait des courses. Tu as fait aussi ton shopping, mais tu as trainé, je t'ai attendue au moins une demi-heure. Et tout ça pour des sous-vêtements rouges et sexys. Un uniforme de pute. Qui coûte une fortune.
Oui, je t'ai donné une gifle tu l'as bien cherchée.

Au huitième jour, j'ai fait une grosse bêtise

J'ai cru te plaire avec ces sous vêtements, je pensais te séduire. Je n'ai pas pensé à l'argent. Et je t'ai fait attendre, toi qui travailles tant.
Tu m'as fait mal. Mais je sais que tu m'aimes.

Au neuvième jour, tu as compris ton devoir

Je t'ai demandé pardon, je n'aurais pas dû te taper. J'ai tort je ne le ferai plus.
Mais il faut que tu comprennes que tout ça c'est de ta faute.
Tu te comportes mal. Tu oublies que tu es Ma femme.
Tu m'oublies. Tu te comportes en gosse. Tu n'as aucune conscience des choses sérieuses… comme l'argent, la respectabilité.
Je crois que tu as compris, pour l'avenir je te fais confiance, ne me force plus à te gifler.

Au neuvième jour, j'ai fermé les fenêtres

Tu m'as beaucoup parlé. J'ai compris que je faisais mal. J'ai compris que je ne suis pas grand-chose, que j'ai tout à apprendre. J'ai compris que tu veilles sur moi. Que tu me protèges. Que tu m'aimes.

J'ai compris que j'ai de la chance. J'ai compris ton amour.

Au dixième jour, j'avais tout pour être heureux.

Ce matin, je me suis levé avec le bonheur aux lèvres. Je sais que j'ai réussi. J'ai une maison, un bon boulot, une forme olympique et une jolie petite femme qui m'aime.
J'ai crié dans toute la maison « je suis Dieu ». Mais tu ne m'as pas répondu, tu n'étais pas là.

Au dixième jour, j'ai choisi d'être heureuse.

Ce matin là, j'ai décidé de décider. Décider pour moi. De n'écouter que moi, mes envies, mes folies. J'ai décidé d'être une enfant, l'enfant de ma famille, l'enfant de mon cœur. J'ai décidé d'être une femme. La femme de personne. Une femme, rien qu'une femme, toute une femme.

Ce matin je suis partie. Ce matin je suis née.

Le M
EILLEUR
ONSTRE
ECHANT et
AUDIT au
ONDE

<u>Sujet abordé : la peur, la méchanceté, les monstres</u>
<u>Publics : enfants et adultes</u>

Deux personnages « antipathiques » (vampire, sorcière…) viennent sur scène, se saluent froidement et se présentent :

La tâche est difficile
Il nous faut ici choisir
Quel monstre est le plus vil
Le plus méchant, le pire

Nous sommes les jurys de

M.M.M.M.M
Meilleur
Monstre
Méchant et
Maudit au
Monde

Nous traquons vos peurs
Et vous menons à l'horreur
Nos monstres sont des tueurs
Créés par les pires auteurs

Ils ne font pas de sentiments
Rien que de vrais très méchants
Qui volent à tous les enfants
Les gentils bisous des parents

Etre le roi MMMMM
Faut beaucoup de haine
Jamais dire je t'aime
Et partout faire de la peine.

Personnage 1, regarde le public, fait semblant de compter :
« Vous êtes nombreux… vous avez envie d'avoir peur… oui, c'est ça, la vie est trop triste sans la peur, alors vous foncez à la fête foraine faire un petit tour de manège quand vous avez cinq ans, et cela ne suffit pas… il faut déjà plus. Vous essayez les trains fantômes, mais au dixième tour c'est l'ennui… et hop, vous passez au manège à sensation, au saut à l'élastique ;… Vous avez besoin de frissons !

Vous apprenez à mal rouler, avec votre voiture, ou votre moto vous êtes une terreur… surtout pour vous, tellement vous roulez mal…

Vous n'êtes que des amateurs ! C'est un art de faire peur, il se s'agit pas de frôler la catastrophe ou la mort mais de tout dominer, même l'impossible.

Quand vous avez peur vous êtes mes esclaves, mes objets… Faire peur c'est être le maître du monde, c'est vous rendre minuscules…

Et vous aimez ça…

Eh, bien on va choisir le héros de la peur

Quel est le premier candidat ? »

La bibliothèque rejette un livre :

Personnage 2 :
« Voici le premier candidat, il s'appelle Frank…
Frank en…
– Frankenstein
– C'est ça, c'est l'histoire d'un monstre reconstruit avec des morceaux de cadavres
– Super… »

Le personnage 1 essaie de récupérer des morceaux du public.

Personnage 2 :
« J'ai dit des cadavres, eux ils sont encore vivants ! »

Arrive sur la scène un bras, ou une main, personnage 1 s'en empare et essaie de remplacer sa propre main.

Personnage 2 :
« Il était moche, maladroit, et personne ne l'aimait !
– Génial, et alors ?
– Il a tué tous les gens qu'il a pu

– Voilà, ça c'est un champion ! Nous avons notre MMMMM. »

Il va enlacer Frankenstein qui apparaît.

Personnage 2 :
« Non, stop ! Il est mort de tristesse, de solitude, c'est dégoûtant ! »

Personnage 1 repousse Frankenstein
« Berk, petit joueur !… au suivant !
– Ah, ils sont deux. Docteur Jekkyl et Mister Hyde *(apparition via bibliothèque)*
– Mais non, c'est un docteur qui invente une potion, et il devient parfois Mister Hyde, il est fort, il est méchant, il tue, il est génial !!!
– raconte !
– Il fait peur à tout le monde, et Mister Hyde devient supérieur au docteur, il va être tout le temps méchant
– Et ?
– Et… il perd, il est assassiné par le gentil
– Vraiment on vit dans un drôle de monde, y a pas moyen de s'amuser un peu, de laisser libre cours à ses envies.
– Encore une pauvre victime de ce monde injuste. »

Les personnages cherchent un autre livre, et Jack l'éventreur apparaît sur scène, il menace le public, et plante un couteau dans le ventre de personnage 1.le couteau a une étiquette au bout du manche
Personnage 1 : « merci, *(il lit l'étiquette)*candidat suivant, Dracula ! »

Orage, coups de tonnerre, l'ombre de Dracula envahit la scène

Personnage 2 :
« Oh, mon maître absolu, roi des ténèbres, père de la peur, créateur de l'enfer !
– (*une voix des ténèbres*)Prosterne toi mon disciple, vénère moi, comte de Dracula
– soit le bien venu grand maître
Nous te craignons, nous te respectons »
La phrase est reprise en psaume, et reprise par le public
– Bien mon petit, ne suis je pas le grand MMMMM recherché ?
– Minute papillon, je lis que tu es anéanti par la solitude, t'es tout triste mon gros… Ça ne fait pas un bon MMMMM »

On entend Dracula s'envoler en pleurant

Une voix sort de la bibliothèque :

« Moi capitaine Achab, je te défie baleine blanche

Tu as eu ma jambe, mais maintenant je découperai en boîtes de conserves
Moi capitaine Achab, je défie les océans, je vaincrai le cétacé,
Et rien ni homme, ni dieu ne m'en empêchera ! »

Bruit effroyable, cris du capitaine, et une baleine passe au dessus de la bibliothèque

Personnage 1
« Ambitieux, mais raté…
– Il a vu trop gros. »

Chanson 2 (rap)
Si tu veux gagner

Y'en a qui ont essayé
D'être toujours les premiers
Qui se sont mis à tricher
Ils ont fini au piquet

J'cause de Jekyll, le docteur
Il voulait être le meilleur
Avec sa potion magique
Il devient le maléfique
Hyde, méchant et cruel
Hélas il perd son duel

Frankenstein le savant fou
Voulait maîtriser presqu'tout
Il a fait un monstre perdu
Dont personne n'a voulu
Pour lui tout est chagrin.
Non c'est pas le bon chemin

Dracula, pique ton sang
Te mets dans le rang
Des mi-vivants, mi-morts
Mais reste son triste sort
D'être éternellement seul
De lui faisons le deuil

Achab Le capitaine
S'est donné de la peine
Pour tuer sa baleine
Il a perdu haleine
C'était une course vaine
Allons voir la prochaine

Personnage 2 :

« Il nous faut un vrai méchant, pas un apprenti méchant, pas un gamin qui découpe la poupée de sa petite sœur, mais du genre qui torture la poupée devant sa sœur pour connaître la cache à bonbons. Un méchant qui sait prendre son temps, qui se fasse plaisir.

Du genre qui s'amuse à être gentil avec toi pour te mener par le bout du nez, ou un méchant tellement méchant que tu le remercies quand il s'arrête cinq minutes

Moi, j'adore être méchant, ça libère.
Quand tu veux être gentil, il faut écouter Papa, Maman, le maître, le patron, le Bon dieu que tu veux... pour être méchant tu n'écoutes que toi. Tu es libre, et tu crées. Plus tu es méchant et plus tu apprends. Bien sûr au début, tu fais des petites méchancetés, du sel dans le chocolat du matin, du sucre dans le réservoir du voisin puis tu progresses, tu voles le chat que tu rends en pièces détachées contre une rançon, tu fais un élevage de mouches que tu lâches au travail et tu fais renvoyer la femme de ménage.
Que c'est bon d'être méchant !!!

Et vous, vous aimez être méchants ? Alors qui me raconte une belle méchanceté ? *(Échanges avec le public)*
Candidat suivant ! »

Apparition d'un livre

Personnage 1
« Voilà, j'ai un beau méchant : Ebenezer Scrooge, c'est l'histoire d'un méchant monsieur très avare. Il déteste les gens, et dit que l'amour et les fêtes c'est du temps perdu
– Très bien trouvé

– Il veut mettre tous les pauvres en prison
– magnifique programme
– Je sens le gagnant qui arrive
– Zut, Scrooge prend peur de la mort quand un fantôme vient le visiter et il regrette tout. Il devient gentil
– Le lâche, le tricheur, l'imposteur, le faux méchant !!!
– Recalé ! »

Les deux personnages tournent en rond, rouspètent…

« Ce qu'il nous faut c'est un monstre moche, horrible, qu'on n'arrive même pas à le regarder
– Aussi laid qu'Eléphant man ! Ou comme un handicapé bien moche qu'on regarde de côté, et qu'on se dit « oh, le pauvre », mais en fait on est bien content de ne pas lui ressembler
– Moche comme ça, mais dangereux, fort, qui fait peur
– Le Yéti ! Hulk ! Un punk à chien !
– Pas assez méchant !
– Je comprends il faut un monstre qui massacre tout, qui n'a jamais de pitié
– Un monstre qui nous libère de ne mauvais sentiments, un monstre utile, qu'on puisse dire « ce n'est pas nous, c'est le monstre… ce n'est pas nous !

Ensemble

Nous cherchons un être très laid
Une créature qui n'a pas de pitié
Qui torture, qui saigne, qui punit
Avec de la haine pour autrui

Un monstre différent de nous
Qui nous reste ressemblant
Il n'est pas nous, il est en nous

On l'admire en tremblant

Un monstre utile
Qui porte toute la honte
Le mal de ce monde

Personnage 1 :
« Mais nous n'avons plus de candidats
– Peut-être là, parmi vous ?
– Oui qui est notre MMMMM
– Meilleur Monstre Méchant et Maudit au Monde
– Un volontaire ? »

Gros fracas, un squelette apparaît en public

Personnage 1 :
« Formidable !
– attends je lis la fiche : prend plaisir à détruire tout autour de lui
Massacre ses congénères par millions
– Quand il dit qu'il aime, il mange, ou abandonne au bord de la route
– Il passe son temps à écraser les autres
– Ou en dire du mal
– Il vénère le pouvoir, l'argent
– Et le sexe ! »

Ensemble

Nous sommes les jurys de
M.M.M.M.M
Meilleur
Monstre
Méchant et

Maudit au
Monde

La tâche est difficile
Il nous faut ici choisir
Quel monstre est le plus vil
Le plus méchant, le pire

Nous traquons vos peurs
Et vous menons à l'horreur
Nos monstres sont des tueurs
Créés par les pires auteurs

Ils ne font pas de sentiments
Rien que de vrais très méchants
Qui volent à tous les enfants
Les gentils bisous des parents

Etre le roi MMMMM
Faut beaucoup de haine
Jamais dire je t'aime
Et partout faire de la peine.

Il fait pleurer tous les enfants
Il massacre les éléphants
Il détruit l'environnement
Car il est très intelligent

Nous avons trouvé notre roi
Nous avons fait notre choix
Le roi MMMMM
C'est l'hoMMMMM

Lettre ouverte à mes enseignants

Sujet abordé : l'éducation

La scène est vide. Un seul comédien. Il s'agit d'un monologue.

« Je suis né en 1958, cela veut dire que j'ai rencontré l'école en 1963, pour la seule et unique année d'école maternelle. Je vais vous parler de mes enseignants ; je veux dire que je vais vous parler des personnes qui ont compté dans ma construction, qu'elles soient de l'éducation nationale ou non.

Je ne vous parlerai pas des personnes qui ont été payées pour enseigner mais qui ne font pas partie de ceux que aujourd'hui j'appelle mes enseignants.

Je vais procéder par chronologie, c'est plus simple, on devrait tous s'y retrouver.

D'abord, et il ne faut pas les oublier, mes premiers enseignants sont mes parents.

Ils ne m'ont pas enseigné les arts, le piano ou d'autres matières qui apportent des qualités précieuses, ils m'ont appris à réfléchir, à penser, à décider. C'est l'essentiel, la base. Je me sens réellement un enfant de l'éducation populaire, cette école où tu apprends ce tu t'enseignes, ce que tu vas chercher, éprouver, tester.

Mes parents m'ont donné un cerveau qui malaxe tout en permanence.

Ma première enseignante éducation nationale s'appelle madame Vilallon, elle était ma maîtresse de maternelle. Je me souviens que nous avions souvent des séances de « Sylvain et Sylvette ». Elle projetait cette bande dessinée, à la fois comme récompense, et à la fois comme support pédagogique. Nous apprenions le monde à travers des histoires. Nous étions donc en 1963, j'ignore d'où venait cette idée géniale… mais merci, dès cette période j'ai compris que pour grandir, il fallait réfléchir.

Au cours préparatoire, j'ai eu une chance extraordinaire. J'ai partagé les derniers mois de vie de Monsieur Perl.

Cet enseignant était un génie. Non seulement, il avait ses petits trucs pour retenir notre attention, du genre son lancer de craie, ou le seau d'eau qu'il faisait tourner de haut en bas sans renverser une goutte, il avait inventé l'enseignement, ou la pédagogie active.

Son idée était de créer des binômes, chaque élève plus en avance aidait un autre élève plus en retard. Je n'étais pas mauvais, et j'ai hérité de Beaudoin, un copain pas doué. En cours, j'avais hâte de terminer mon travail, pour expliquer à Beaudoin. Non, rien de malsain. Mon plaisir, c'était de comprendre comment j'avais compris et de donner ces clés à mon ami.

Monsieur Perl a tué la rivalité pour créer un truc à nommer solidarité, ou fraternité, ou… Ce que vous voulez.

Puis, Monsieur Perl nous a appris la disparition, la mort.

Je le remercie pour ces quelques mois où il m'a donné le goût de la pédagogie.

Je vous invite de suite au CE2, où j'ai vécu avec des larmes une vraie révolution. Nous étions en 1966, et les écoles n'étaient pas mixtes. Et j'ai eu la chance d'être choisie dans le commando de six garçons envahisseurs de l'école de filles.

La nouvelle m'a fait pleurer !

Une fois sur place, ça c'est bien passé. L'institutrice s'appelait mademoiselle Legris, il me semble. Elle s'est mariée l'année du CE2 avec un monsieur tchécoslovaque, dont j'ai oublié le nom.
Mais je n'ai pas oublié les diapos sur son pays, je n'ai pas oublié les cours de musique, d'ailleurs les seuls que j'ai eu dans ma vie, je n'ai pas oublié la passion de mon enseignante, je n'ai pas oublié non plus les diapos sur l'Inde.

La mixité s'est développée, mais j'ai tout de même retrouvé l'exclusivité des garçons pour les deux classes suivantes. En CM2 j'ai eu monsieur André Pauly, nous étions en 1968, je me souviens des grèves.
Cet instituteur lui, avait inventé une immense maquette pour faire rouler nos petites voitures. Nous l'avions construite, et après quand on avait terminé nos devoirs, nous allions jouer au fond de la classe. Cet homme nous parlait du monde, cela s'appelait l'instruction civique. Mais

en fait c'était des cours de bon sens, de débats, d'échanges.

Le maître ne jouait pas au Maître, ainsi, il nous a aidés à grandir.
Maintenant je fais tout l'histoire en vrac. En sixième j'ai vécu la révolution des maths modernes, et une partie des élèves ne comprenait rien, alors mon prof, Monsieur Haïssa me demandait de traduire les modernes en traditionnel ; merci à mon prof, merci à mon cerveau, mais je me dis que c'est dingue que l'éducation nationale n'ait pas pensé à « cette traduction »

J'ai rencontré de bons profs de français, un super prof de théâtre, Jean Paul, et d'autres personnes.

Ce dont je voulais vous parler, c'est juste de ces personnes qui ont vu dans les petits êtres que nous étions des grandes personnes en devenir. Ce sont eux les enseignants, ceux qui diffusent de la confiance en soi, ceux qui aident nos neurones à envahir le monde.
Merci à eux. »

Règlement intérieur du restaurant, de la ville de Saint Forges le trou

Sujet abordé : le service public

Sur scène, une grande table, au centre, et en fond de scène, un fauteuil « honorifique », confortable.
Tout au tour de la table des chaises rudimentaires.

Trois personnages entrent côté jardin. En tête, le ou la Maire de la commune, il se place derrière son fauteuil et invite par gestes, les deux autres personnes à s'installer.
Il s'agit du premier adjoint (homme ou femme), délégué aux finances, et de l'instituteur ou institutrice du village.

L'adjoint s'installe en bout de table, côté cour. Il n'a pas l'ombre d'une hésitation « il est chez lui ». L'instituteur, quant à lui hésite, et s'installe à l'autre extrême le plus près possible de la porte.

Le maire prend la parole :
« Merci beaucoup d'être venus à cette petite réunion, vous le savez pour la rentrée prochaine, nous pourrons enfin ouvrir notre restaurant scolaire. Ce qui est vraiment une bonne chose pour notre commune. J'espère ainsi rendre

notre village plus attractif pour les familles. Les parents qui travaillent à la ville, pourront nous confier leurs enfants toute la journée. Nous serons les seuls à pouvoir rendre ce service dans un rayon de vingt kilomètres. Vous le savez, il est essentiel de maintenir notre école, sinon c'est la mort du village. D'ailleurs le conseil municipal l'a bien compris, et a voté sans difficultés les budgets nécessaires à la réalisation du restaurant scolaire.

Je sais que vous êtes conscients de l'importance de ce projet pour nous tous, alors si je vous ai réunis tous les deux, c'est pour concevoir ensemble le fonctionnement de ce restaurant scolaire, imaginer son organisation.

Vous êtes l'instituteur, et à ce titre vous connaissez les enfants et les parents, vous avez peut-être déjà des échos de la population. Quant à vous, mon cher Jean, j'ai trouvé indispensable qu'en tant de premier adjoint et surtout délégué aux finances vous nous guidiez par votre connaissance des règles.

Evidemment, cette réunion est informelle, elle prépare le projet qui sera présenté au conseil municipal.

Je vous propose, mon cher *(il s'adresse à l'instituteur)* de nous faire part de vos observations.

L'instituteur - Merci Monsieur le Maire, je suis vraiment heureux de participer à cette réunion. En effet j'ai des questions, des observations qui viennent essentiellement des parents, et aussi quelques questions qui viennent des enfants… vous savez ils voudraient déjà savoir si il y a des frites toutes les semaines, et combien ils seront par table, par exemple

Le maire – très bien, très bien, mais avant je pense que nous avons des problèmes plus importants à résoudre

L'instituteur – oui, vous avez raison. Par exemple, certains parents voudraient savoir qui va gérer le restaurant, la mairie, une association, le conseil d'école ?

L'adjoint – ah, ça j'en étais sûr ! En gardant le nom de restaurant scolaire, j'étais certain que certains voudraient mettre la main dessus. J'avais proposé qu'on l'appelle restaurant municipal, c'est plus clair ainsi.

Le maire – restaurant scolaire, restaurant municipal, restaurant scolaire et municipal, j'avoue que les nuances m'échappent.

L'adjoint – elles sont essentielles, si vous dites scolaire, les parents d'élèves voudront tout gérer, c'est fait pour eux, municipal on garde la main, on peut même accueillir d'autres publics

Le maire – par exemple ?

L'adjoint – le conseil municipal, nos salariés, nos invités…

Le maire – mais avec le restaurant scolaire cela reste possible, non ?

L'adjoint – c'est plus compliqué, et surtout ça change les recrutements. On ne décide plus, le personnel n'est pas municipal.

Le maire – justement, ce ne serait pas mieux

L'adjoint – ah, forcément si on veut instaurer les armées mexicaines !

Le maire – bon, on tranchera plus tard, pour l'instant nous

allons parler du restaurant de la ville de Saint Forges le trou. (*Il se tourne vers l'instituteur*), que voyez-vous comme autre sujet à réfléchir ?

L'instituteur – les menus, peut-être ?

Le maire – vous voulez déjà décider des menus ?

L'instituteur – non, excusez moi, je voulais dire « comment sont décidés les menus, fait-on des menus halals, des menus régimes, faisons-nous une commission, utilisons nous les services d'un diététicien ? »

L'adjoint – mais, il faut faire simple ! Il ya des sociétés qui font ça très bien, ils composent les menus, les réalisent avec un diététicien. Et pour les menus spéciaux, il ne faut pas s'embêter non plus.

L'instituteur – mais nous avons des enfants musulmans

L'adjoint – une tout petite minorité

L'instituteur – six enfants

L'adjoint – eh bien ils ne mangeront pas de porc. Et vous avez pensé au ramadan, comment vous ferez pour le ramadan, vous allez organiser une garderie ?

L'instituteur – je ne sais pas, c'est une question

L'adjoint – voilà, la réponse, on ne s'occupe pas des religions, c'est ça la laïcité !

Le maire – il faut qu'on y réfléchisse

L'instituteur – excusez-moi, comment on fait pour les régimes spéciaux

L'adjoint__ il y en a beaucoup ?

L'instituteur – quatre à ma connaissance

L'adjoint – c'est encore ces conneries de sans gluten, végétarien, végétalien !

L'instituteur – non, des ordonnances médicales

L'adjoint – et, ils ne peuvent pas rester chez eux ?

L'instituteur – je ne crois pas, il y a la fille de votre second adjoint

Le maire – bon, je crois que nous devrons faire un effort. Quoi d'autre ?

L'instituteur – les tarifs, monsieur le maire

L'adjoint – quoi les tarifs ? Nous allons décider. Il y aura un tarif pour les habitants de la commune, un autre pour les enfants des autres communes, un tarif passager, un tarif pour les agents municipaux.

L'instituteur – mais tous les enfants sont obligés d'être à cette école à cause des regroupements scolaires

L'adjoint – mais on ne va pas payer pour les autres communes !

Le maire – je vais demander à mes collègues de participer aux frais

L'adjoint – et je vous préviens, les mauvais payeurs seront au pain et à l'eau

L'instituteur – vous plaisantez, vous imaginez la souffrance pour les enfants ?

L'adjoint – croyez moi, les parents seront vigilants à bien payer

Le maire – on verra, c'est un peu radical. Quoi d'autre ?

L'instituteur – l'organisation des tables, les animations possibles, les aliments bio, les productions locales

L'adjoint – mais vous allez vous débrouiller avec les gosses. Et pour le bio et tout ça, moi, je vous dis c'est du flan, c'est de la pub !

L'instituteur – bien, je pense, que j'ai dit ce que je devais dire, et je vais vous laisser réfléchir à tout ça. »

L'instituteur se lève, salue les interlocuteurs et s'en va.

L'adjoint : « quel pénible !

Le maire – bon, on a du boulot »

Fin

15 ans

Thème : laïcité

Une table, deux personnages : une sœur directrice de Mecs (maison d'enfant à caractère social) et un/une psychologue. Ils sont devant une pile de dossiers. On frappe à la porte.

La directrice : « entrez Jérôme

Jérôme – bonjour madame, la directrice, bonjour Albert »
Jérôme salue les deux personnes et s'assoit

La directrice : « Jérôme, nous avons voulu vous parler de la petite Yasmina, comment va-t-elle ?

Jérôme (surpris) – bien, tu l'as vue la semaine dernière Albert, elle a des projets, elle veut être infirmière, au collège, elle travaille plutôt bien, ici à l'établissement, elle est agréable,, elle a arrêté de se prendre la tête avec les autres filles. Elle ne pose plus de problèmes, je crois que le camp à l'extérieur lui a fait du bien. Elle rigole, elle a même des petits copains

Albert – justement, Jérôme, tu sais que Yasmina, n'a plus que son père, et que son père est assez… strict

Jérôme – je sais, mais je te jure, elle ne fait pas de bêtises en ce moment

Albert – écoute moi, un peu. Elle est d'une autre culture, d'une autre religion. En ce moment elle fait celle qui va bien, mais elle est dans le déni total de ses origines. En fait du haut de ses quinze ans, elle est dans une période de rupture, de confrontation, de conflit. Elle semble aller bien, car elle a l'assentiment de certaines personnes de son entourage, ses copines, ses petits copains et de certains adultes, comme toi par exemple. Mais au fond, elle se détruit. Tu sais ce n'est pas dans la destruction du passé que l'on se fait des bonnes fondations ; personne n'est issu d'une génération spontanée

La directrice – Jérôme, ce que veut vous expliquer notre psychologue, c'est que vous êtes jeune, et qu'en croyant bien faire en soutenant cette jeune-fille en fait vous l'accompagnez vers son malheur

Jérôme – mais je suis sûr qu'elle va très bien

La directrice – vous avez vu comment elle est habillée ?

Jérôme – comme les gamines de son âge

La directrice – justement, sans sa culture. Et vous trouvez normal qu'une gamine de quinze ans montre son petit ventre, ses jambes, ses bretelles de soutien-gorge ?

Jérôme – elles le font toutes

Albert – oui, dans notre culture, la société accepte que les filles jouent avec leurs charmes. Je ne sais pas si c'est une bonne chose, mais c'est comme ça, mais là nous parlons de Yasmina .Rappelle toi Jérôme que notre première mission c'est de renforcer, ou même de recréer le lien familial. Ma Mère, dites à Jérôme la rencontre que vous avez eu avec Monsieur Belkacem, le papa de Yasmina

La directrice – oui, sous ses apparences d'homme dur, c'est un homme juste, avec des valeurs. Il est musulman, mais il n'a rien d'un intégriste. Il veut pouvoir reprendre sa vie, l'éduquer dans ses valeurs de respect. Il est prêt à lui laisser de libertés. Il veut bien qu'elle reste en France et qu'elle fasse ses études d'infirmière. Mais il est choqué de son attitude, de ses tenues, de ses flirts. Il a peur qu'elle perde sa virginité.

Albert – c'est vraiment un bon père, avec ses convictions, son sens du devoir, et son amour

Jérôme – mais il l'a menacée de la ramener au bled, de la marier avec un cousin.

La directrice – c'est normal, il essaie de la ramener dans le droit chemin.

Jérôme – son pays c'est la France, elle doit faire ses propres choix

La directrice – Jérôme, elle est mineure ! Ce n'est pas elle qui décide.

Jérôme – il faut la protéger

La directrice – c'est ce que nous faisons, et comme vous ne comprenez pas, je demanderai à un autre éducateur de la prendre en charge. En attendant vous allez dès cet après midi l'accompagner pour refaire son trousseau, avec des vêtements décents.

Jérôme – mais…

La directrice – je n'ai pas dis le voile, juste des vêtements corrects pour une jeune-fille digne. »

Aïcha

Thème : laïcité

Nous sommes dans un bureau. Le directeur est installé, visiblement fâché ; face à lui, un chef de service.

Le directeur : « je ne comprends pas, vous le saviez, et vous ne m'avez jamais rien dit !

Le chef de service – je n'ai pensé à vous en parler, c'est une ancienne pratique, cela fait peut-être cinq ans que c'est comme ça

Le directeur – et dire que l'on vient de terminer le projet d'établissement. »

On frappe à la porte

Le directeur : « entrez Aïcha »

Il se lève et accueille une dame. Elle salue le chef de service, et s'assoit.

Le directeur : « Aïcha, je vous ai demandé de venir exceptionnellement aujourd'hui car nous avons un problème

Aïcha – j'ai fait quelque chose de pas bien, Monsieur le directeur ?

Le directeur – disons que je suis embêté. J'ai appris par un enfant que vous organisez des prières pour les enfants musulmans, et qu'en tant que surveillante de nuit vous les levez en pleine nuit

Aïcha – oui, ça fait des années que je fais ça, les parents sont d'accord, où est le problème ?

Le Directeur – mais le problème c'est ça

Aïcha – le problème c'est ça, mais ça fait des années que je le fais, et d'ailleurs le chef de service le sait »

Elle se retourne vers le chef de service

Le chef de service, visiblement mal à l'aise
– oui, je le savais, mais sans le savoir, on n'en a jamais vraiment parlé

Aïcha – je vois on se défile

Le chef de service – ne dites pas ça Aïcha, je voulais dire que c'était oublié car on en parle jamais dans les réunions, ça m'avait échappé

Aïcha__ bon, mais c'est quoi le problème monsieur le directeur ?

Le Directeur – le problème, c'est que c'est une pratique religieuse, et ce n'est pas notre rôle, nous sommes laïques

Aïcha – laïques, laïques… tant que cela ne gêne personne, on va bien visiter des cathédrales, on mange du poisson le vendredi… vous voyez un problème ?

Le directeur – ce que vous faites, ça s'appelle du prosélytisme

Aïcha – du quoi ?

Le chef de service – le directeur veut dire que par tes actions tu peux convertir des enfants

Aïcha – n'importe quoi ! Je ne fais la prière qu'avec les enfants musulmans dont les parents sont d'accord.

Le directeur – et les autres enfants de l'internat, ils font quoi pendant ce temps ?

Aïcha – ils dorment

Le directeur – et jamais ça ne les réveille ?

Aïcha – mais non, on a fait attention de regrouper les chambres des enfants concernés

Le directeur – et bien voilà, ça fait de la ségrégation

Aïcha – de la ségrégation car des enfants affirment leurs croyances ?

Le directeur – c'est ostentatoire

Aïcha – en fait vous ne supportez pas les musulmans, et qu'est ce que vous dites pour la petite Bernadette qui a accroché un crucifix dans sa chambre ?

Le directeur – la chambre est un lieu privé

Aïcha – la chambre où nous faisons la prière, elle est aussi privée alors ! Et pour Bernadette, elles sont deux dans la chambre, et la petite Caroline elle n'est pas catho pour un rond.

Le directeur – bon, je verrai ça plus tard. En tout cas, je vous ordonne d'arrêter les prières dès aujourd'hui. Vous m'entendez. Dès aujourd'hui. Et je ne vous mets pas de sanction car votre chef de service était informé

Aïcha – encore heureux. »*Elle sort.*

Un enfant, un enfant de toi

Sujet abordé : faire un enfant ?

La comédienne est seule en scène :

« J'aurais voulu avoir un enfant, j'aurais voulu que mon corps soit fertile, j'aurais voulu que mon temps soit utile

J'aurais voulu un enfant
Mais j'ai perdu tout mon temps
A courir des rêves stériles
J'aimerais, me sentir utile

Il m'est impossible ce soir,
De me regarder dans le miroir
J'ai trop peur de ne rien voir
D'avoir les pleins feux sur le noir

Je ne me retourne pas, c'est le vide
Je sais comme je suis stupide
Je ne regarde pas devant
C'est vide sans enfant

J'ai couru très vite, vraiment vite
J'ai fui la maison que j'habite

Je ne voulais pas la question
« Chérie, on fait un morpion ? »

Pourquoi faire un gosse ?
Je n'ai pas envie d'être grosse
Le monde est bien trop moche
Pour lui offrir un mioche

Et maintenant je ne suis rien
Sauf la gentille maman d'un chien
Qui m'aime, ou qui aime sa pâtée
Ça remplace presque la maternité. »

Un comédien entre :

« Moi j'ai fait trois garçons. Je me souviens encore quand j'ai regardé ma femme, et que je lui ai dit « oui, ma chérie, je suis d'accord, on fait un bébé ». C'était dans un restaurant italien, nous avions mangé des lasagnes. Quand il est né, j'étais fou, épuisé, perturbé, heureux.

Puis, nous avons divorcé, je n'ai jamais élevé mon enfant, et puis trente ans après, j'ai appris que je n'étais pas le père

Pour le deuxième, c'était des jumeaux, et un des deux est parti, le toubib a dit « celui qui reste, je le fais passer ? » Nous avons dit non, on le garde. Aujourd'hui il est docteur.

Le troisième ? ah, celui-ci. Vous voulez savoir… vraiment. Eh bien rien de spécial. Tout allait bien… jusqu'au jour où plus rien n'allait. Je ne le vois plus, il me déteste.

Tu sais, chaque fois que j'ai dit oui pour un enfant, j'y croyais. »

La comédienne :

« Moi, aujourd'hui, je me suis faite avorter.

On a décidé qu'on est trop jeune pour avoir un enfant. Nous devons terminer nos études, nous avons notre vie à faire.

Quand j'ai appris que j'étais enceinte, ça m'a fait bizarre. Je n'ai pas réfléchi tout de suite ; j'ai mis mes mains sur mon ventre, et je me suis bercée. Je chantais « une souris verte », c'est la seule chanson pour enfant que je connais. Je suis restée longtemps dans ma chambre, toute seule, j'étais bien. Et j'ai senti tout de suite le mal dans le dos, et mon ventre je le trouvais déjà bien rond. Vous ne répétez pas, j'ai pensé à des prénoms, Auguste pour un garçon, Ophélie pour une fille.
Ça fait vieillot, je sais… mais j'aime bien.
Puis Kévin est venu, je lui ai dit.

Il a fait une drôle de tête. Il est devenu tout sérieux ; il répétait sans cesse « on ne peut pas, on ne peut pas ». J'ai écouté, il avait raison. On ne peut pas.

Moi, aujourd'hui, je me suis faite avorter. »

Le comédien :

« J'aurai un fils conducteur
Il sera lumineux, il ouvrira l'avenir
J'aurai un fil conducteur dans notre histoire
Il sera mon fils
Je lui montrerai le chemin
Et au début il suivra mes pas
Plus tard, quand mes pas faibliront
Il écartera les ronces et guidera toute sa famille
Oui, j'aurai un fils conducteur
Le chemin n'a de sens
Que si il y a des marcheurs qui l'empruntent. »

La comédienne :

« Je me souviens de la première nuit. Je venais d'accoucher. Mon corps m'était étranger. Il dormait comme la bouche dort après la chirurgie du dentiste. Il gêne presque. Je me souviens qu'une fois j'ai mordu l'intérieur de ma bouche ça ressemblait à du chewing-gum. Mon corps est un énorme chewing-gum qui m'enveloppe.
Il est flasque, il n'a plus ses mouvements nerveux, étranges, ses déformations vagabondes. Le ventre est vide, je ne le sens pas, je le sais, l'enfant est à côté de moi.

Je ne peux pas dormir car mon corps ne le veut pas. Je ne peux pas dormir car je ne peux pas. Je regarde ce « truc » gigantesque dans son étui de plastique. Il ne dit rien, il dort. Il est gigantesque, et j'ai du mal à croire qu'il sort de moi. Je ne suis qu'une enfant, il y a peu encore je rêvais d'un prince charmant, d'une carrière, d'une belle voiture.

Lui, il dort.
Me voilà responsable de ce… bébé. Monstre, autre… de lui… de mon enfant.
Il va falloir apprendre à le torcher, lui faire réviser les tables de multiplications, à dire bonjour à la dame, et à trouver du boulot.

Lui, il dort. L'injustice commence. Moi, je ne dors pas, j'ai le corps en « bubble-gum », et des soucis pour vingt ans.

Je te préviens t'a intérêt à m'obéir, surtout à respecter les filles, puis être poli, et bien apprendre. Je te préviens, je ne te laisserai pas transformer ma vie en enfer !

Tu dors, tu ne dis rien… t'es bien un homme. »

Le comédien :

Mon copain et moi, nous voulons un enfant.

C'est naturel, non ?
Nous nous aimons, nous vivons ensemble depuis cinq ans, nous avons tous les deux des bonnes situations, alors maintenant nous voudrions un enfant.

Bien sûr, nous ne pouvons pas en faire nous même. Mais nous avons envie de communiquer tout notre amour à un petit être.

Je suis certain que nous serons des bons parents. André, mon copain s'appelle André, il est plus sévère que moi. Il saura mettre des interdits ; pas trop. Là où il faut « arrête de manger des bonbons ! », « termine ton assiette », « as-tu fait tes devoirs ? », « non, tu ne rouleras pas en scooter tant que tu n'auras pas remis un pot d'échappement »

Enfin, vous voyez toutes ces bricoles qui disent à l'enfant que l'on tient à lui.

Moi, je l'aimerai notre enfant, mais ce n'est pas pareil.

Si je le dispute, j'ai peur de le perdre. C'est toujours comme ça. Je suis trop fragile ; j'ai trop été seul dans la vie.

Avec André, je suis rassuré, il est toujours présent quand il doit être là, quand je suis inquiet, il me prend dans ses bras, et il me dit « mais ne t'en fais pas, on va arranger tout ça »

Je voudrais tant que nous ayons un enfant tous les deux. On le mérite bien, non ? »

La comédienne :

« Je porte un enfant. Je porte une enfant dans mon ventre ; mais je ne serai pas maman. Ce n'est pas mon bébé. C'est celui d'une autre. Voilà !

Je prête mon corps, je loue mon corps, je rends service.

Je n'ai pas envie d'être maman. J'ai juste besoin d'argent. Et je suis gentille, je pense aux autres.

Pour l'instant, ça se passe bien. Il ne m'embête pas trop. Je parle du môme. Les parents, c'est plus chiant. Ils me surveillent, ils ont peur que je fasse des conneries avec mon corps. « Vous ne fumez pas ? Vous ne buvez pas, vous n'êtes pas trop stressée, vous lui faite entendre de la musique ? »

Surtout elle, elle m'énerve, je plains le gosse d'avoir une mère aussi pénible, moi je ne serais pas comme ça, toujours derrière ses fesses ; à tout surveiller. Je suis bien plus cool. Pauvre gosse, il n'a pas de chance.

Et elle a peur que je ne lui donne pas le marmot, vu sa tronche, c'est tout ce qu'elle mérite.
Mais moi, je ne peux pas avoir d'enfant. Je n'ai pas les

moyens. Et je n'ai personne dans ma vie.

Avec moi, c'est la misère pour le gamin. Il n'a pas fini de tirer la gueule.

Non, je ne peux pas le garder. Je ne peux pas.

J'ai promis, c'est à elle le môme, et puis il sera plus heureux avec elle, hein, il sera plus heureux ?

Vous croyez que plus tard, il cherchera à me connaître ? »

Hugo, l'escargot

Sujet abordé : la différence
Public ; enfants
Style : conte

Il pleut, il pleut très fort, c'est donc une très bonne journée pour Hugo.

Quand le temps est sec, Hugo l'escargot a un problème. Il faut dire qu'Hugo est un escargot ultra rapide. Dès qu'il s'active, tout son corps se met à vibrer comme un moteur, et Hugo avance à une vitesse folle, parfois six ou sept kilomètres par heure. Ce qui est extrêmement rapide pour un escargot.
Hugo est né comme ça, c'est un défaut ou une qualité de naissance.
Donc quand le temps est sec, que le corps commence à vibrer, Hugo produit des étincelles. Il a beau baver, il ne produit jamais assez de bave pour lubrifier son corps.
Alors il produit des étincelles, et toute la communauté des escargots rouspète

« Tu vas mettre le feu ! »

« Tu es trop dangereux ! »… et on le traite de fou et bien d'autres noms pas du tout sympathiques
De plus, Hugo va si vite qu'il est toujours seul ; à peine a-t-il vu un autre escargot, qu'il le perd de vue, il n'entend que les insultes.

Bien sûr parfois Hugo s'arrête, mais aucun escargot ne s'arrête pour discuter avec lui.

De toute façon, ils sont tous prévenus « que Hugo est spécial »
Donc Hugo en plus d'être extrêmement rapide, Hugo est extrêmement triste.

Mais aujourd'hui, il pleut et il pleut fort.
Hugo ne fait pas d'étincelles sous la pluie, il fait de l'aquaplaning ; une sorte de glissade sur l'eau.
C'est élégant, il fait des figures, des dérapages, des tonneaux où il retombe toujours sur son ventre, des têtes à queue.

Hugo a développé tout un spectacle, alors les autres escargots le regarde, utilisent leurs antennes pour faire signe que Hugo est fou, et s'amusent.

Hugo est toujours seul, mais dans ces moments là, les autres escargots le regardent avec gentillesse.

Hugo se contente de cette vie d'escargot « à part ». Il voit les avantages, il est toujours le premier sur les nouvelles salades, et il voit beaucoup plus de pays que les autres escargots.

C'est quand il est seul dans sa coquille qu'il s'autorise à pleurer, mais un escargot qui pleure ça ne se voit pas, ça ne s'entend pas.

Un autre jour de pluie Hugo se met en course vers une salade toute fraîche apparue dans la nuit. Il a besoin de bien manger avant d'amuser la communauté. Il arrive sur la salade quand il entend un grand cri « attention !!! », alors il freine de tout son ventre, et juste devant lui atterrit Margote ; « l'escargote ».

Margote est une « escargote » particulière, quand elle doit avancer, elle saute. Elle saute très haut pour un escargot, parfois même elle atteint les dix centimètres. C'est vraiment beaucoup.

Margote est née comme ça, c'est un défaut ou une qualité de naissance.

L'escargote s'excuse, et Hugo sourit, et ils se partagent la salade.

Ils s'entendent si bien ensemble qu'ils font des bébés escargots, mais ceux-ci sont particuliers. Ils sont ultra rapide et en plus ils sautent très hauts.

Ils sont nés comme ça, c'est un défaut ou une qualité de naissance.

Ce qui est bien pour eux, c'est que personne n'arrive à les attraper, c'est pourquoi tu ne les connaissais pas…

Sommaire

Cet ouvrage a été composé par Edilivre

194 avenue du Président Wilson – 93200 Saint-Denis
Tél. : 01 41 62 14 40 – Fax : 01 41 62 14 50
Mail : client@edilivre.com

www.edilivre.com

Tous nos livres sont imprimés
dans les règles environnementales les plus strictes

ISBN papier : 978-2-414-45673-4
ISBN pdf : 978-2-414-45668-0
ISBN epub : 978-2-414-45664-2
Dépôt légal : juin 2020

Imprimé en France, 2020

www.ingramcontent.com/pod-product-compliance
Lightning Source LLC
Chambersburg PA
CBHW030527041126
54315CB00040B/558